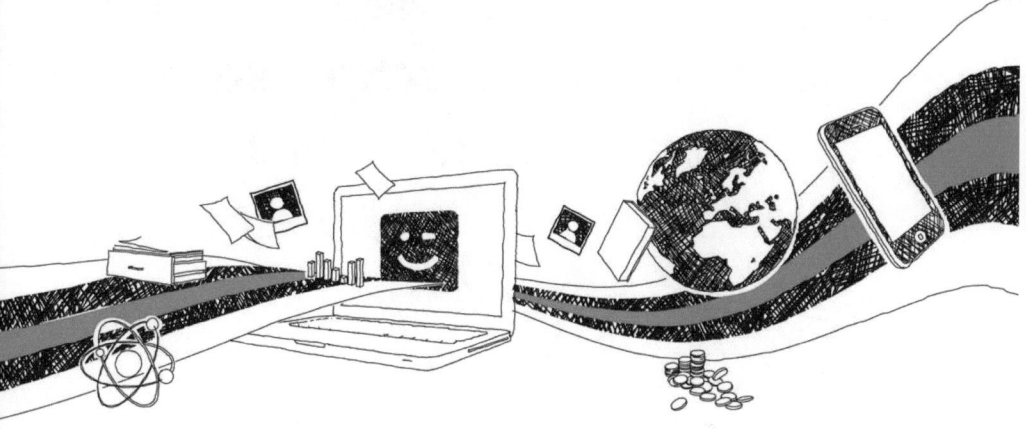
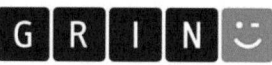

Robotik. Wird der Medizinroboter das ärztliche Fachpersonal ersetzen können?

Nadine Schnier

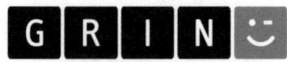

Bibliografische Information der Deutschen Nationalbibliothek:

Die Deutsche Nationalbibliothek verzeichnet diese Publikation in der Deutschen Nationalbibliografie; detaillierte bibliografische Daten sind im Internet über http://dnb.d-nb.de abrufbar.

ISBN: 9783346263780
Dieses Buch ist auch als E-Book erhältlich.

Hochschule Fresenius

Fachbereich onlineplus

Studiengang: Management im Gesundheitswesen

Hausarbeit

Dr. Roboter – Wird der Medizinroboter in Zukunft das ärztliche Fachpersonal ersetzen können?

Nadine Schnier

Modul: Versorgungsmanagement

Abgabedatum: 31.03.2020

Inhaltsverzeichnis

Abkürzungsverzeichnis

BMBF   Bundesministeriums für Bildung und Forschung

RAP   Roboter Assistierten Prostatektomien

1 Einleitung

Aufgrund des demografischen Wandels und der damit verbundenen Zunahme an medizinisch bedürftigen Menschen sowie dem bevorstehenden Fachkräftemangel im Gesundheitsbereich, wird mit Hilfe von Technik versucht, einen Ausgleich zu finden, damit auch in Zukunft eine gute Versorgung im Gesundheitssektor gewährleistet werden kann (PwC, 2017). Laut einem WHO-Bericht fehlen bis 2030 weltweit schätzungsweise bis zu 18 Millionen Beschäftigte im Gesundheitssektor (WHO 2017). Mit der voranschreitenden Digitalisierung beginnt parallel dazu auch im Versorgungsmanagement des Gesundheitswesens ein neues Zeitalter (König & Schröder & Wiegand, 2018). Im Rahmen der medizinisch-technischen Entwicklung haben sich Roboter fest in die Versorgung integriert. Bereits in den 80er Jahren wurden kleine invasive Eingriffe unter Zuhilfenahme von Robotern durchgeführt (Woopen & Jannes, 2019).

In der heutigen Industriegeneration 4.0. finden Roboter in diversen Einsatzgebieten Anwendung. Hierzu gehören Militärroboter für Erkundungsgänge, Industrieroboter für die Produktion und Medizinroboter zur Unterstützung bei medizinischen Behandlungen (Stahl & Coeckelbergh, 2016). Um den Umfang der Hausarbeit einzuschränken, werden sich die Ausarbeitungen auf Medizinroboter beschränken. Als konkretes Beispiel fokussieren sich die Ausführungen auf den Da-Vinci-Roboter der Firma Surgical in Kalifornien. Dieser ist besonders für den urologischen und gynäkologischen Bereich geeignet (De Rosa, 2013). Auch seitens des Bundesministeriums für Bildung und Forschung wird die Entwicklung in der Medizintechnologie zur Erlangung einer besseren medizinischen Versorgung gefördert. In den letzten Jahren hat sich die Anwendung der Robotik im Rahmen von Operationen einer stetig wachsenden Beliebtheit erfreut (Schuler, 2018). Es müssen jedoch zuerst zahlreiche, sicherheitsbezogene Aspekte geklärt werden, bevor es zu einem Einsatz von Robotern im Gesundheitsbereich kommt, sodass es durch diesen Robotereinsatz zu keinen negativen Auswirkungen kommt. Die Hausarbeit soll untersuchen, in wieweit sich ärztliches Fachpersonal durch Medizinroboter ersetzen lässt.

Nach einer thematischen Einleitung in die Hausarbeit werden kurz die Grundlagen der Robotik vorgestellt. Anschließend wird die Verwendung von Robotern in der Medizin und mögliche Einsätze thematisiert. Aufgabe der Hausarbeit ist die Beantwortung der Forschungsfrage, ob Roboter ärztliches Fachpersonal ersetzen können. Im Rahmen der Analyse werden im Hauptteil die Vor- und Nachteile der Anwendung thematisiert sowie mögliche Grenzen und Potentiale aufgezeigt. Ein abschließendes Fazit bildet die Zusammenfassung der Ausarbeitung. Die Literatursuche fand in den Datenbanken Pubmed, Ciando Books, Science Direct und Springer Link statt.

2 Grundlagen der Robotik

Unter einem Roboter wird „im allgemeinen Sprachgebrauch . . . eine automatische Maschine verstanden, die dem Aussehen des Menschen nachgebildet ist oder die Funktion des Menschen ganz oder teilweise übernimmt" (Haun, 2013). Roboter finden in den verschiedensten Gebieten Anwendung, wodurch die diversen Definitionen je nach Einsatzgebiet voneinander abweichen. Die in der Literatur am häufigsten verwendete Definition umschreibt Roboter „as a machine, situated in the world, that senses, thinks and acts" (Lin & Abney & Jenkins, 2017).

Es gibt unterschiedliche Anwendungsbereiche und besondere Merkmale, die Roboter aufweisen können. Hierzu gehören zum Beispiel Industrieroboter, Spielzeug- und Militärrobotoren (Haun, 2013). Der Fokus dieser wissenschaftlichen Arbeit liegt auf dem Schwerpunkt Medizinrobotik. Hierunter fallen vier verschiedene Kategorien von Robotern. Servicerobotern, humanoide Roboter, Medizin- und soziale Roboter finden im medizinischen Bereich Anwendung (Woopen & Jannes, 2019). Die vorliegende Hausarbeit bezieht lediglich Medizinroboter in die Analyse mit ein.

2.1 Roboter in der Medizin

Unter Medizinrobotern werden Roboter im medizinischen Sektor verstanden, die in Bereichen der Operationen, Untersuchungen, Rehabilitationsmaßnahmen und dergleichen Anwendung finden. Die häufigste Anwendung der Robotik ist bei Operationen zu finden. Die anfänglichen Überlegungen zu Entwicklungen der Medizinrobotik liegen im amerikanischen Militärwesen. Die Vision war, dass Soldaten in Kriegsgebieten aus der Distanz heraus von Operationsrobotern behandelt werden können (Hinck & Friemert, 2019).

Die medizinische Robotik hat sich in den letzten Jahrzehnten stark weiterentwickelt und findet vermehrt Anwendung in der Allgemeinchirurgie, der Radiologie, der Gynäkologie und der Orthopädie. Seitens des Bundesministeriums für Bildung und Forschung (BMBF) gab und gibt es viele Förderprojekte, die die Medizintechnologie in diesem Bereich weiterentwickeln sollen. Roboter können neben Operationen auch für die Diagnose, Therapie und die Verringerung von Beschwerden eingesetzt werden (Klauber & Geraedts & Friedrich & Wasem, 2019).

Insgesamt gibt es drei verschiedene Typen der medizinischen Robotersysteme. Hierzu gehören ferngesteuerte Roboter, welche vollständig vom Menschen gesteuert werden. Des Weiteren gibt es Hands-on-Roboter, z.B. das da-Vinci System - diese werden durch das ärztliche Fachpersonal gesteuert und bewegt, das jeweilige Instrument ist indes am Roboter befestigt. Hierbei kann der Arzt oder die Ärztin die Bewegung des Roboters begrenzt beeinflussen. Zu der dritten Roboterart gehören vollautomatische Roboter, die besonders in bildgebenden Verfahren Anwendung finden, bspw. in Röntgen- oder Ultraschalluntersuchungen (Ipsen, 2017).

Ein Grund für die ständige Weiterentwicklung in der medizinischen Robotik ist neben dem Zugewinn an Behandlungsqualität und Effizienz im Gesundheitswesen auch der Personalmangel in Krankenhäusern (Osterloh, 2018). Durch Innovationen der Robotertechnologien könnten Roboter zur Behandlung, Diagnostik und Prävention eingesetzt werden, um das fehlende Fachpersonal im Medizinsektor auszugleichen. Laut Umfragen unter ärztlichem Fachpersonal wird die Robotik besonders in Operationssälen immer beliebter. Der aktuelle Marktführer ist der sogenannte Da-Vinci-Roboter aus Kalifornien (Franke, 2019).

2.2 Der Da-Vinci-Roboter

Beim Da-Vinci-Roboter handelt es sich um ein roboter-assistiertes chirurgisches Operationssystem. Es wurde in den 80er Jahren von der Firma Intuitive Surgical in Zusammenarbeit mit dem Standford Research Institute in Kalifornien gebaut. Das Chirurgiesystem wurde nach Leonardo da Vinci benannt. Es wurde entwickelt, um minimalinvasive Operationen im urologischen und gynäkologischen Bereich durchzuführen (Woopen & Jannes, 2019).

Das System besteht aus einer Steuerkonsole, an welcher der operierende Chirurg sitzt. Von hier aus kann der Operateur die vier Arme und den Videoturm des Da-Vinci-Roboters lenken (Sturm, 2020). Neben den Operationsinstrumenten ist im Videoturm eine hochauflösende Kamera mit 15-facher Vergrößerung und einem dreidimensionalen Bild vorhanden. Durch diese visuelle Unterstützung erhält der Chirurg ein 3D-Bild des gesamten Operationsfeldes und kann so die Nerven und Gefäße deutlicher erkennen. Durch die Anzeige des Operationsgebietes wird eine höchst präzise Positionierung der Instrumente gewährleistet (Mönnich, 2012). Eigenständige Bewegungen kann der Roboter nicht ausüben; die Operationsinstrumente werden durch die Arme des Operateurs in Echtzeit gesteuert. Die Steuerung der Instrumente erfolgt über die Griffe, die die Handbewegung über eine wählbare Skalierung auf die Instrumente übertragen. Bei dieser Übertragung wird Zittern ausgeblendet. Zudem haben die Gelenke der Instrumente sieben Freiheitsgrade und sind der menschlichen Hand so überlegen. Um die 3D-Anzeige zu betrachten, liegt der Kopf des Operateurs zwischen beiden Seiten des Betrachtungs-Ports (Ebert, 2018). Mittels der exakten Ausrichtung der sichtbaren Instrumente wird die Hand-Augen-Koordination und das natürliche Gefühl beim Operateur erhalten. Zusätzlich zur Steuerkonsole ist es auch möglich, die OP auf einem weiteren Bildschirm von der Assistenz beobachten zulassen. Eine weitere Assistenz kann die Instrumente an den Armen des Da-Vinci-Roboters wechseln. Zusammenfassend ermöglicht das Da-Vinci-

System dem Chirurgen eine direkte Kontrolle über alle Bewegungen der jeweiligen Instrumente in Echtzeit sowie die Anwendung einer offenen Operationstechnik aus der Konsole heraus. Der Roboter übersetzt die offenen Operationstechniken in minimal invasive Operationsbewegungen (Sturm, 2020).

Bereits 2017 existierten weltweit 4271 Da-Vinci-Operationssysteme. Der größte Anteil ist in den USA installiert (Marxen, 2018).

3 Grenzen und Potentiale der Robotik in der Medizin

3.1 Potentiale und Vorteile der Medizinroboter

Ursächlich für den voranschreitenden Technisierungsprozess im Gesundheitswesen ist besonders der Fachkräftemangel, der demografische Wandel und die Verbesserung der Arbeitsbedingungen, bzw. Entlastung der Fachkräfte im Gesundheitswesen. Im folgenden Unterkapitel werden sowohl die Vorteile des Einsatzes von Medizinrobotern am Beispiel des Da-Vinci-Roboters aufgezeigt, als auch Potentiale beschrieben.

Der am häufigsten thematisierte Nutzen des Operationssystems ist die Anwendung der Laparoskopie. Mittels des Einsatzes dieser minimalinvasiven Chirurgie werden die Schnittwunden deutlich kleiner, als bei händischen Operationen, wodurch auch der Blutverlust der Patienten und Patientinnen geringer ausfällt (Jähne & Königstrainer & Schröder & Südkamp, 2016). Durch diese kleineren, äußerlichen Wunden wird auch der Heilungsprozess und damit verbundene Schmerzen für die Behandelten reduziert. Diese verkürzte Regeneration begünstigt zudem die Reduzierung der Krankenausaufenthalte. Die punktgenaue Arbeit des Roboters ermöglicht dem Krankenhaus mehr Zeit für andere Patienten (Franke, 2019). Ein weiterer Vorteil stellt die hohe Präzision des Da-Vinci-Systems dar. Die exakte Position wird in einem 3D-Raum angezeigt und sorgt für eine hohe Genauigkeit in der Ausführung der Bewegungen. Zudem werden ungewollte Bewegungen der menschlichen Hand herausgefiltert, sodass die Sicherheit bei der OP durch die sogenannte „Zwangsführung" gewährleistet wird (Desai, 2019). Bei rezeptiven Tätigkeiten kann keine Ermüdung eintreten, da Präzision und Kraft gleichzeitig aufgebracht werden kann. Durch die angewinkelten Geräte und sieben Freiheitsgrade weist der Roboter deutlich komplexere Bewegungen mit höherer Genauigkeit auf, als es bei rein menschlichen Operateuren möglich wäre. Roboter haben kleinere und vielseitig einsetzbare, bewegliche Teile, welche hilfreich bei Aufgaben mit größerer Genauigkeit sein können (Bendel, 2018). Zusammenfassend weißt der Roboter in den Bereichen Präzision und Wundheilung gravierende Vorteile gegenüber einer ausschließlich menschlich ausgeführten Behandlung auf.

Die Arbeit mit dem Da-Vinci-Roboter fördert die Zusammenarbeit bei Operationen. Zum einen wird der Lerneffekt zwischen Assistenzärzten und auszubildenden Person verstärkt, da die OP-Ansicht durch den Beobachtungsroboter besser möglich ist (Kübler & Seibold, 2016). Dadurch, dass alle Beteiligten die Operation verfolgen, können weitere Schritte, wie z.B. die Vorbereitung von Instrumenten, besser antizipiert werden. Auch Hinweise können seitens aller Beteiligter und nicht mehr nur vom Assistenten gegeben werden (Thüroff, 2012).

Ein weiteres Potential, das die Roboterarbeit birgt, ist die Entlastung der Menschen. Menschliche Operateure haben den Nachteil, dass sie besonders bei langen Eingriffen zum Ermüden neigen und die Fehleranfälligkeit statistisch betrachtet von der Dauer einer Belastung abhängig ist (Bendel, 2018). Nicht nur die ergonomische Arbeitsplatzgestaltung der Operateure, sondern auch ein Zugewinn an Sicherheit, z.B. durch die Korrektur von zitternden Bewegungen seitens des Da-Vinci-Roboters, sind eindeutige Vorteile des Digitalisierungsvorschritts. Durch ihren Einsatz können ärztliche Fehler und Komplikationen, die aufgrund von Konzentrationsschwächen entstehen, vermieden werden (Thüroff, 2012).

Die Ergonomie durch die entspannte Körperhaltung während einer OP wird gefördert. Aufgrund der entspannten Sitz-, Kopf- und Armhaltung über mehrere Stunden entfällt die Gesundheitsbeeinträchtigung während der Tätigkeit. Nacken- und Rückenschmerzen nach langen Operationen können so vorgebeugt werden (Franke, 2019). Das fördert die Attraktivität des Berufs und gleichzeitig können Fehlzeiten aufgrund von beruflich bedingten Beschwerden reduziert werden. Neben der entspannten Körperhaltung profitiert das ärztliche Fachpersonal auch von der 3D-Perspektive und der vergrößerten Darstellung für eine bessere Sicht bei den Operationen. Anhand der räumlichen und vergrößerten Bildschirmdarstellung der Organe und Instrumente ergibt sich ein deutlicher Vorteil für die Operateure (Fisch & Chun, 2017). Der Kraftaufwand, den die Operateure aufwenden müssen, ist ebenfalls geringer mit dem Da-Vinci-System. Durch eine Skalierung der Bewegung kann mehr Kraft aufgewendet werden, als sie einem Menschen möglich wäre. Zudem ist es in Form des Indexings möglich, den Roboter zu fixieren, um während der Operation eine kurze Erholungspause einzulegen, oder Absprachen zu treffen (Desai, 2019).

Der Da-Vinci-Roboter sorgt in erster Linie nicht für eine Reduzierung der OP-Kosten oder die allgemeine Reduzierung der Gesundheitsausgaben in Deutschland. In der Robotik steckt jedoch das Potential, das vorhandene Wissen in sehr kurzer Zeit grenzüberschreitend an den Ort der Behandlung und Entscheidung zu bringen und Teilbereiche in der Medizin präziser zu machen sowie gleichzeitig Arbeitsprozesse zu beschleunigen. Langfristig könnte sich hierbei also auch ein Potential für eine Kostenersparnis im Gesundheitswesen ergeben (Scheuer, 2020).

Roboter haben die Möglichkeit, unter allen Umgebungsbedingungen zu arbeiten - hierzu gehört zum Beispiel die Behandlung im Weltall, unter Wasser oder bei extremen Witterungsverhältnissen. Zudem können Sie dort eingesetzt werden, wo mit einer Sicherheitsgefährdung von Menschen zu rechnen ist. In Kriegsgebieten können sie zur Wundversorgung eingesetzt werden, ohne dass medizinisches Fachpersonal vor Ort sein muss (Woopen & Jannes, 2019). Neben einer Behandlung kann auch eine ärztliche Ferndiagnose über die Robotik gestellt werden. Der Da-Vinci-Roboter findet zum aktuellen Zeitpunkt nur in medizinischen Einrichtungen Anwendung. Mithilfe von Satellitenverbindung ist im Zeitalter der Digitalisierung eine Untersuchung im Weltall mit anderen Robotern von der Erde aus möglich (Kübler & Seibold, 2016).

Neben den genannten Vorteilen und Potentialen ist auch eine lückenlose Dokumentation durch Videoaufnahmen vom Da-Vinci-Roboter möglich. Des Weiteren ist der Roboter so gebaut, dass alle Teile sterilisierbar und resistent gegen Keime sind (De Rosa, 2020). So können die Hygienevorschriften sichergestellt werden. Hygiene gehört zu den wichtigsten Voraussetzungen in einem Operationssaal. Aus diesem Grund muss bei einer roboterassistierten Operation eine sterile Schnittstelle definiert werden. Auf der Seite des Patienten werden alle benötigten Instrumente und das Zubehör sterilisiert. Auf der Seite des Manipulators werden die Arme steril eingepackt. Im Fall von Da Vinci definiert eine sterile Einwegfolie mit zwei eingebauten Schnittstellen für den Instrumentenantrieb und -halter die sterile Barriere (Jähne et. al., 2016).

3.2 Grenzen und Nachteile der Medizinroboter

Gegenüber den analysierten Vorteilen und Potentialen der Medizinroboter stehen auch Nachteile und Grenzen für diesen Digitalisierungsfortschritt. Im Zeitalter der Technifizierung gilt es als Faktum, dass technische Geräte, demnach auch Roboter, eine Funktionsstörung aufweisen können (Woopen & Jannes, 2019). Der Da-Vinci-Roboter operiert mit noch einigen weiteren zu der Gruppe der Roboter Assistierten Prostatektomien (RAP). Bezüglich der Berichte über technische Störungen existieren in der Literatur starke Abweichungen – von 0% bis 4,6% der Eingriffe. In diesen Fällen traten Softwareprobleme oder mechanische Störungen auf, wodurch die Chirurgen bei der OP gehandikapt waren und den Eingriff unter- oder abbrechen mussten (Sturm, 2020). Besonders bei Operationen mit dem Da-Vinci-System kam es in der Vergangenheit zu Todesfällen aufgrund entstandener Verletzungen, die nicht sofort entdeckt wurden. Eine Ursache hierfür waren Fehlströme, die eine Überhitzung des umliegenden Gewebes bewirkt haben. Bedingt durch die Vorfälle wurde die Technik der Abdeckungen von dem Operationsbesteck seitens des Unternehmens optimiert. Zeitgleich wurde indes argumentiert, dass diese Fehlströme genauso bei konventionellen Operationen entstehen können (Hänßler, 2018). Auch aktuell gibt es in den USA noch Untersuchungen zu nicht gemeldeten Zwischenfällen mit den Systemen und dazugehörige offene Gerichtsverfahren. Aufgrund der Vorfälle und Kritik am technologischen Fortschritt müssen die Sicherheitskontrollsysteme in Zukunft weiterentwickelt werden, um die möglichen Gefahrenstellen und damit verbundene Schäden zu verhindern. Die Entwicklung von Sicherheitsnormen kann die Nachteile der Robotik minimieren, wenn eine Nutzung von Robotern, die im Gesundheitswesen verwendet werden, kein erhöhtes Risiko für die zu behandelten Personen darstellen (Darms & Haßfeld & Fedtke, 2019). Sogenannte Roboterinterventionen, die im besten Interesse der behandelten Personen sind, sind jene, die verhindern, dass sie geschädigt werden und gleichzeitig gewährleisten, dass das körperliche, emotionale, soziale und kognitive Wohlbefinden der Patienten geschützt und gefördert wird (Bendel, 2018). Sowohl seitens Robotern als auch menschlicher Operateure können demnach Fehler geschehen.

Roboter besitzen zwar eine künstliche Intelligenz, können aber außerhalb der vordefinierten Programme keine unerwarteten Situationen bewältigen. Die Grundlage der Informationen besteht aus einem Chip im Da-Vinci-Roboter, somit kann der Roboter keine ausnahmslose Sicherheit gewährleisten und hat eine stark limitierte Flexibilität, sowie fehlende Entscheidungskompetenz. Zudem sind intra-operative Bewegungen der Organe möglich, die negative Auswirkungen auf die OP-Durchführung haben können (Huss, 2019).

Neben einer Verbesserung der Behandlungsqualität steht im Gesundheitssektor häufig die Reduktion der Kosten im Vordergrund. Im Falle der Robotik ist die Verwendung der modernen Anwendungen sehr kostenintensiv (Fisch & Chun, 2017). Das Da-Vinci-System umfasst Anschaffungskosten in der Höhe von 1,6 bis 2,0 Millionen Euro. Zudem kommen laufende Kosten für Mehrweginstrumente, die nach einer bestimmten Operationsanzahl entsorgt und ersetzt werden müssen. Die Wartungskosten der gesamten Einheit berufen sich jährlich zudem auf 90.000 - 180.000€ (Munro & Gomel, 2018). In den Da-Vinci-Roboter ist ein System integriert, welches die Anzahl an Verwendungen der Instrumente mitzählt und über einen notwendigen Austausch informiert. Durch die aktuelle Monopolstellung der Innovation, wird die Preisvorgabe des Unternehmens häufig kritisiert. Insgesamt ist jede Operation mit dem System ca. 33% teurer, als eine konservative Laparoskopie. Neben den Roboterkosten fallen die regulären Kosten der Behandler und des Pflegepersonals an (Huss, 2019). Die Sterilisation und allgemeine Vorbereitungszeit der Operateure dauert deutlich länger, als bei der klassischen Operation. Diese erhöhte Inanspruchnahme von Zeit in Form von Mitarbeiterkosten erhöht ebenfalls die Gesamtkosten des Da-Vinci-Systems. Die Definition der sterilen Schnittstelle beeinflusst die laufenden Kosten durch die benötigte Vorbereitungszeit für die Operation und das Einwegzubehör. Zudem benötigen alle Mitarbeiter, die mit dem System in Kontakt kommen oder es bedienen sollen, Schulungen, die mit Kosten verbunden sind (Munro & Gomel, 2018).

In der Politik ist aktuell noch in Klärung, wer für die Schäden von autonomen Robotern haftet. Beim Da-Vinci-Roboter muss im Falle eines Operationsfehlers zunächst ein Anwendungsfehler ausgeschlossen werden (Bendel, 2018). Zudem muss überprüft werden, ob sich das System tatsächlich für die konkrete Behandlung eignete. Ein Krankenhaus kann zum Beispiel deshalb haften, weil der Einsatz selbst eine Fehlentscheidung war, wenn der Patient nicht in die Zielgruppe passte und Ausscheidekriterien mitbrachte.

Darüber hinaus müssen Wartungsfehler und unterlassene Updates ausgeschlossen werden. Da der Da-Vinci-Roboter ausschließlich von einem Arzt gesteuert wird, ist bei diesem computerbasierten System noch in Klärung, ob die jeweiligen Krankenhäuser in ähnlicher Weise für die angestellten Mitarbeiter haften, deren Fehler ihm angerechnet werden, oder ob eine andere, verschuldensunabhängige Haftung eingeführt werden kann (Darms & Haßfeld & Fedtke, 2019). Der Hersteller von OP-Robotern wird nach derzeitigem Produkthaftungsrecht insbesondere dann schwer zur Haftung herangezogen werden können, wenn der Fehler nicht schon bei Auslieferung vorprogrammiert war, sondern sich erst durch ein Update eingeschlichen hat. Hierbei ist die diffuse rechtliche Lage zu kritisieren und es resultiert ein gewichtiges Argument gegen den verstärkten Einsatz. Die Rechtsunsicherheit bei Schäden muss für Interaktionen von Mensch und Roboter in Zukunft klar definiert werden (Huss, 2019).

In der voranschreitenden Digitalisierung im Gesundheitswesen ist die Sicherheit des Datenschutzes ein sehr präsentes Thema. Auch in der Benutzung der Medizinrobotik gibt es in diesem Kontext Bedenken. Die Videofunktion von Robotern, über die auch das Da-Vinci-System verfügt, kann eine unbeabsichtigte Verletzung der Privatsphäre eines Patienten verursachen (Bendel, 2018). Im Allgemeinen können Roboter nicht zwischen vertraulichen und privilegierten Informationen, wie z.B. private und nicht private Gesundheitsinformationen, differenzieren. Durch die Ansammlung und Verarbeitung von Daten in Robotern steigt das Risiko, dass diese Daten für unbeabsichtigte Zwecke verwendet werden könnten. Transparenz von Datensammlungssystemen und dementsprechende Speicherung muss von autonomen und nicht-autonomen Systemen, inklusive Zugriffserfassungen, gegeben sein. Die Literatur zu Thema Datensicherheit in der Robotik steht aktuell noch am Anfang. In diesem Zusammenhang wird weitere Forschung erforderlich sein, um eine sichere und anonyme Datenspeicherung gewährleisten zu können und keine gesetzlich festgelegten Rechte zu verletzten. Zudem muss für Patienten die Kontrolle über ihre persönlichen Daten und Informationen gewährleistet werden, um die Privatsphäre entsprechend zu schützen (Darms & Haßfeld & Fedtke, 2019).

4 Fazit

Durch die demografische Entwicklung und den fortschreitenden Fachkräftemangel im deutschen Gesundheitssystem sowie den Wunsch nach Erlangung einer Qualitätssteigerung wird seitens der Technik versucht, den Ausgleich zu finden, damit in der Zukunft eine optimale Versorgung im Gesundheitssektor gewährleistet werden kann.

In der Hausarbeit wurde der Einsatz der Robotertechnologie als Lösungsansatz diskutiert und am Beispiel des Da-Vinci-Roboters Vor- und Nachteile analysiert. Zusammenfassend lässt sich festhalten, dass die Robotik das medizinische Personal unterstützen und die Behandlungsqualität gleichzeitig erhöhen kann, ein Verzicht auf menschliches Personal jedoch nicht möglich ist. Der Da-Vinci-Roboter kann die Fähigkeiten eines Chirurgen erweitern und chirurgische Aktionen mit einer höheren Präzision ausführen. Darüber hinaus zeigte sich, dass die durchgeführten Operationen schonender für den Patienten und mit weniger Komplikationen verbunden sind, als es bei den konventionellen Eingriffen der Fall ist. Es ist festzuhalten, dass der Einsatz des Da-Vinci-Roboters den menschlichen Operateur nicht ersetzen soll, da die analysierten Vorteile der Innovation als Unterstützung angesehen werden. Dem gegenüber stehen Nachteile bzgl. der kostenintensiven Innovation, nämlich das hohe Maß an zu investierender Zeit und dass der Da-Vinci-Roboter nicht eigenständig operieren kann, sondern zeitgleich auch identisch hohe Personalkosten anfallen. Zudem führt der Einsatz eines Roboters zu einer Art Kontrollverlust über den Operationsablauf, da technische Störungen nicht vorhersehbar sind. Daher sind Sicherheitsvorkehrungen einzurichten. Die Entwicklung in der medizinischen Robotik wird aktuell durch fehlende oder abweichende Definitionen des Sicherheitsbegriffs in der Arbeit mit Robotern behindert. Die Richtlinien für die Arbeit mit medizinischen Innovationen müssen klar definiert werden, um einen sinnvollen Kompromiss zwischen Kosten und Sicherheit zu finden. Die Vorteile der Robotik bringen ein Restrisiko mit sich, welches sich sehr von der Bewertung der Sicherheit zwischen Mensch und Maschine im medizinischen Bereich differenziert. Bei der Durchführung einer händischen Operation von einem Chirurgen werden Risiken und Probleme akzeptiert, bei mechanischen Operationen, z.B. vom Da-Vinci-Roboter, ist die Haftungssituation unklar, obwohl Operationen allgemein zu den mit Risiken behafteten Vorgänge zählen. Besonders im Bereich Sicherheit und Datenschutz ist verstärkte Forschung notwendig, da diese Aspekte in der aktuellen Literatur am seltensten thematisiert werden.

Der Abhängigkeitsfaktor von Mensch und Roboter steht besonders für die Beantwortung der Forschungsfrage, dass Roboter Menschen in der Medizin in Zukunft nicht ersetzen können. Die Kooperation von Robotern und medizinischem Personal führt indes zu einer deutlichen Entlastung und einer Verbesserung der Behandlungsqualität.

In Zukunft können Roboter Menschen in einigen Tätigkeiten ersetzen, aber hauptsächlich ergänzen und unterstützen. Jedoch ist es aktuell nicht möglich, dass der Roboter den Arzt oder die Ärztin vollständig ersetzen kann. Die technischen Möglichkeiten werden in Zukunft in einem Zusammenspiel mit einer Qualitätssteigerung im Gesundheitswesen weiterentwickelt, um die medizinische Entwicklung weiter voranzutreiben.

5 Literaturverzeichnis

Bendel, O. (2018). Roboter im Gesundheitsbereich. Operations-, Therapie und Pflege roboter aus ethischer Sicht. Berlin: Springer Verlag.

Darms, M., Haßfeld, S. & Fedtke, S. (2019). IT-Sicherheit und Datenschhutz im Gesund heitswesen: Leitfaden für Ärzte, Apotheker, Informatiker und Geschäftsführer in Klinik und Praxis. Wiesbaden: Springer Vieweg.

De Rosa, C. C. (2013). Operationsroboter in Aktion. Kontroverse Innovationen in der Medizintechnik. Bielefeld: Transcript Verlag.

Desai, J. P. (2019). The Encyclopedia of Medical Robotics. Singapur: World Scientific.

Ebert, A. D. (2018). Gynäkologische Laparoskopie: Ein Wegweiser für die Praxis mit Hinweisen für das ambulante Operieren und die Roboter-Chirurgie. Berlin/ Bos ten: Walter de Gruyter GmbH.

Fisch, M & Chun, F. (2017). Hirnmans Atlas der urologischen Chirugie. München: Else vier GmbH. S. 75-80.

Franke, J. (2019). Handbuch Mensch-Roboter-Kollaboration. München: Carl Hanser Verlag.

Hänßler, B. (2018). Die Roboter-Chirugen. Verfügbar unter: https://www.sueddeut sche.de/gesundheit/medizin-die-roboter-chirurgen-1.4110603 (15.03.2020).

Haun, M. (2013). Handbuch Robotik. Programmieren und Einsatz intelligenter Roboter. Berlin: Springer-Verlag. S. 33-36.

Hinck, D., Friemert, B. (2020). Künstliche Intelligenz, Robotik und Digitalisierung im Kon zept der Einsatzchirurgie des deutschen Sanitätsdienstes. Chirurg 91, 240–244 (2020).

Huss, R. (2019). Künstiche Intelligenz, Robotik und Big Data in der Medizin. Berlin: Springer Verlag.

Ipsen, S. (2017). Roboter-Assistentsystem für Ultraschall-Untersuchungen. Roboter hilft bei Diagnose. Verfügbar unter: https://medizin-und-technik.industrie.de/tech nik/fertigung/roboter-hilft-bei-der-diagnose/ (23.03.2020)

Jähne, J., Königsrainer, A., Schröner, W. & Südkamp, N. P. (2016). Was gibt es Neues in der Chirugie. Jahresband 2016: Berichte zur chirurgischen Weiter- und Fortbil dung. Landsberg am Lech: ecomed MEDIZIN. S. 160-163.

Klauber, J., Geraedts, M., Friedrich, J. & Wasem, J. (2019). Krankenhaus-Report 2019: Das digitale Krankenhaus. Berlin: Springer-Verlag. S.118-121.

König, C. Jette Schröder & Wiegand, E. (2018). Big Data - Chancen, Risiken, Entwick lungstendenz. Wiesbaden: Springer-Verlag.

Kübler, B. & Seibold, U. (2016). Aktueller Stand und Entwicklung robotergestützter Chi rugie. Heidelberg: Springer-Verlag.

Lin, P., Abney, K. & Jenkins, R. (2017). Robot Ethics 2.0: From autonomous cars to artifical intelligence. New York: Oxford University Press. S. 275.

Marxen, R. (2018). Roboterassistierte Chirugie im OP-Saal: Ist da Vinci die Zukunft? Verfügbar unter: https://www.healthrelations.de/roboter-im-op-da-vinci/ (19.03.2020)

Mönnich, H. (2012). Ein Steuersystem für die telemanipulierte und autonome robototer gestützte Chirugie. Karlsruhe: KIT Scientific Publishing.

Munro, M. G. & Gomel, V. (2018). Reconstructive and reproductive surgery in gyneco logy. Boca Raton: CRC Prees GmbH.

Osterloh, F. (2018). Pflege: Wege aus dem Personalmangel. Verfügbar unter: https://www.aerzteblatt.de/archiv/196044/Pflege-Wege-aus-dem-Personalman gel (21.03.2020).

PwC (2017).Vertrauen in den „Robo-Doktor". Wie künstliche Intelligenz und Robotik die Medizin verändern. Verfügbar unter: https://www.pwc.de/de/gesundheitswesen- und-pharma/kl-robotics-healthcare-170529-interaktives-pdf-geschuetzt.pdf (23.03.2020).

Scheuer, S. (2020). Revolution in der Medizintechnik: Der Roboter wird Arzt. Verfügbar unter: https://www.handelsblatt.com/politik/international/weltwirtschaftsforum-re volution-in-der-medizintechnik-der-roboter-wird-arzt/25465754.html?ticket=ST- 201915-EqPtCQAaAPpNHzPvKz9x-ap6 (23.03.2020).

Schuler, P. J. (2018). Robotische Chirurgie – operiert der Roboter? Stuttgart: Georg Thieme Verlag KG.

Stahl, B. & Coeckelbergh H. (2016) Ethics of healthcare robotics: Towards responsible research and innovation. Robotics and Autonomous Systems. Verfügbar unter: https://www.sciencedirect.com/science/article/pii/S0921889016305292 (23.03.2020).

Sturm, K. (2020). Der verlängerte Arm des da Vinci. Verfügbar unter: https://www.sprin germedizin.at/praxis-und-beruf/arbeitshilfen/der-verlaengerte-arm-des-da- vinci/17574956 (23.03.2020).

Thüroff, J. W. (2012). Laparoskopische vs. Robotische Operationen in der Urologie. Verfügbar unter: https://link.springer.com/content/pdf/10.1007/s00120-012-2858-x.pdf (17.03.2020).

Woopen, C. & Jannes, M. (2019). Roboter in der Gesellschaft: Technische Möglichkeiten und menschliche Verantwortung. Berlin: Springer-Verlag.